DES SOINS A DONNER

A LA

DENTITION

Quelques mots sur la Prothèse dentaire

Par LÉOPOLD AVRIL.

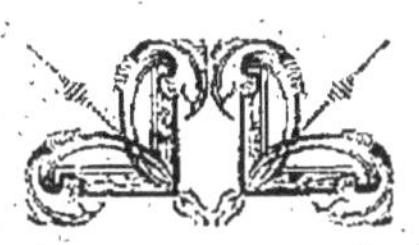

DIEPPE

IMPRIMERIE PAUL LEPRÊTRE ET Ce.

133, Grande-Rue, 133.

1875.

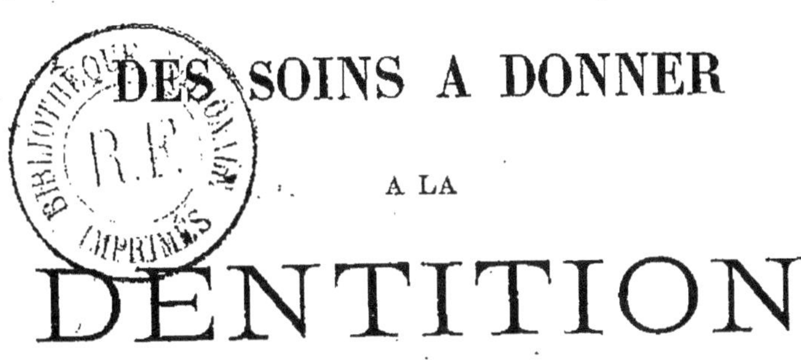

DES SOINS A DONNER

A LA

DENTITION

Quelques mots sur la Prothèse dentaire

Par LÉOPOLD AVRIL.

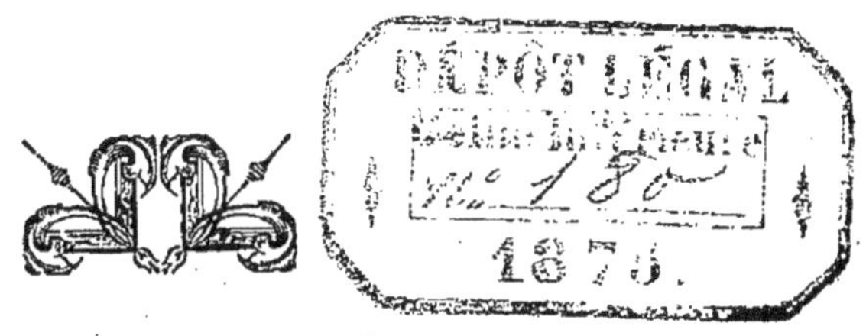

DIEPPE

IMPRIMERIE PAUL LEPRÊTRE ET Cᵉ.

133, Grande-Rue, 133.

1875.

NOTICE SUR LES DENTS.

Avant d'entrer dans la description physiologique des dents, qu'il me soit permis de dire aux mères de famille que des dons de la nature la dentition est un de ceux qui demande le plus d'attention. Lavater a dit avec vérité : « Il n'est pas de vilaines femmes avec de belles dents. » Comme il est vrai qu'elles donnent toujours un sourire gracieux, pourquoi donc, comme le dit aussi le savant Blandin, ne pas apporter tous les soins que réclament ces petits os si utiles à l'ornement de la bouche et si indispensables pour les fonctions digestives? Ces soins, même pour les personnes possédant une excellente dentition, sont de toute nécessité.

Je vais donc, dans cette petite causerie que j'adresse aux mères de famille, leur indiquer le moyen de conserver à leur chers enfants le sourire qui prend naissance à la première dentition et qui souvent, manquant de soins, s'efface à la deuxième.

J'espère, chères lectrices, que vous voudrez bien m'accorder quelques instants pour me lire; j'ai tâché d'être le moins diffus possible, vous serez ainsi prévenues des divers accidents qui peuvent résulter souvent d'une trop coupable négligence.

ÉRUPTION DE LA PREMIÈRE DENTITION.

Accidents qu'elle engendre. — Moyens d'y remédier.

Quoique l'enfant à sa naissance n'ait aucune trace de dents, il n'en est pas moins vrai qu'il y a long-temps que leur formation est commencée ; elles sont renfermées dans des follicules que l'alvéole contient, et recouvertes par les gencives. On connaît très-peu d'exemples d'enfants nés avec une ou plusieurs dents, cependant Virgile en cite un qui en avait six. Louis XIV en avait quatre. Ce n'est principalement que du sixième au neuvième mois que l'éruption dentaire commence. Cette perforation se fait toujours difficilement et occasionne des douleurs très-vives jusqu'à ce que la dent ait traversé entièrement la triple couche qui la recouvrait. Après cette éruption les tissus membraneux s'unissent par leurs bords, adhèrent ensemble à son collet et en assurent la solidité.

Les accidents qui suivent généralement la première dentition sont très-nombreux et l'on peut dire, sans crainte de se tromper, que, depuis la naissance du premier rudiment de la pulpe dentaire jusqu'à l'achèvement complet de la deuxième dentition, la nature est toujours en travail.

Quelquefois il arrive que chez différents sujets,

principalement ceux d'une forte constitution, ce travail s'opère d'une manière si facile que l'on ne s'en aperçoit guère. Mais chez d'autres, le cas est différent, très-laborieux, il s'accompagne d'accidents qui mettent quelquefois en danger les jours de l'enfant.

Parmi ces accidents, on cite la salivation au ptyalisme, le gonflement des gencives, suivi de douleurs violentes, des aphthes, l'inflammation de la membrane interne de la bouche; les autres peuvent être considérés comme des affections évidemment sympathiques : les convulsions, les vomissements, les diarrhées.

L'éruption des dents chez l'enfant lui cause une légère chaleur aux gencives, la salivation devient plus abondante, une irritation, quoique peu douloureuse, l'engage à porter ses doigts à sa bouche. Le bord des gencives s'aplatit, et le nez devient très-souvent le siége d'un prurit provoquant des éternuements très-fréquents. Les mouvements de l'enfant sont brusques, il semble manifester une grande agitation nerveuse; pleurant facilement et ne sommeillant que par intervalles, il se réveille en sursaut en poussant des cris plaintifs, signes de douleurs. Alors, en regardant ses gencives, l'on aperçoit, à l'endroit où la dent doit pousser, une place rouge, lisse et tendre; plus tard, elle devient blanche, lorsque la dent est prête d'opérer sa sortie. Une fois ce travail effectué, toute souffrance disparaît; mais ce travail ne se présente pas toujours de la façon que je viens de le décrire. Jusqu'ici, rien d'alarmant, mais suivant le plus ou moins de difficultés de la dentition, des dérangements surviennent, les digestions ne sont plus régulières; elles se dépravent et, comme le dit M. Kuhn, chirurgien-dentiste, l'enfant devient criard et d'une susceptibilité nerveuse augmentée par les douleurs. Il est atteint de diarrhées ou de constipations. Les gencives deviennent sensibles; au moindre toucher elles se tuméfient, et il arrive parfois qu'à la suite de ces accidents, il se déclare une paralysie des membres inférieurs, ou des convulsions.

Maintenant, chères lectrices, que j'ai cherché à décrire avec l'aide de plusieurs auteurs les principaux symptômes que l'éruption dentaire engendre, je vais, si vous me le permettez, vous soumettre les différents moyens de les combattre dès leur début, bien que ce traitement appartienne à la médecine pratique. Pour prévenir toute espèce d'irritation, supprimez à l'enfant ce jouet appelé hochet, ordinairement trop dur, et qui, par le port continuel à la bouche, occasionne une inflammation aux gencives. Substituez à sa place, comme le dit Maury, une petite racine de guimauve préalablement infusée dans de l'eau sucrée. Cette substance facilite le ramollissement des gencives, et combat les douleurs de l'éruption. Différents dentistes conseillent le bâton de réglisse entouré d'un linge fin, le tout trempé dans une décoction d'orge miellée et aromatisée de quelques gouttes de fleur d'orangers. Ce moyen est très-bon aussi pour vaincre ou pour adoucir l'irritation. On entretient encore la salivation en tenant l'enfant chaudement et en humectant plusieurs fois sa bouche avec une boisson mucilagineuse. M. Bollent, médecin-accoucheur, conseille de faire porter aux enfants depuis la naissance jusqu'à l'âge de quatre à cinq ans, des manches de flanelle fixées ensemble par une lisière de la même étoffe, assez large cependant pour bien couvrir les épaules. Ce moyen, peu coûteux, est excellent, il aide la transpiration et le dégorgement des glandes salivaires.

Je vous recommande aussi, lorsque l'enfant paraît beaucoup souffrir, les frictions faites aux gencives avec de la gomme arabique, adoucie avec du miel ou du sirop. Les figues grasses, cuites dans du lait, sont aussi d'un très-bon secours pour faciliter la sécrétion de la salive.

M. Delabarre donne, dans une excellente petite brochure, la description d'un sirop de dentition. Je l'ai employé dans différents cas, et j'en'ai remarqué l'efficacité. En vous le recommandant, je crois rendre hommage à l'inventeur.

Suc de tamarins, miel blanc fin, teinture de sapin, sirop d'orge, sucre de vanille, le tout longtemps macéré et cuit.

Il arrive quelquefois que ces remèdes n'amènent aucun changement; alors il faut avoir recours à l'incision. Il n'est pas rare qu'après cette opération la douleur et la phlogose disparaissent immédiatement, encore faut-il que cette opération soit faite par un praticien habile, sachant reconnaître si la dent est arrivée à sa complète ossification. Pour le traitement des convulsions, il diffère selon le tempérament de l'enfant. Généralement, lorsque la fièvre fait son apparition, on doit ap liquer une sangsue aux angles de la mâchoire inférieure. Les antispasmodiques sont ordinairement recommandés pour les enfants faibles. Si le malade est atteint d'une constipation rebelle aux médicaments prescrits, on donnera des bains tièdes, des lavements au séné infusé dans du jus de pruneaux, et adoucis avec du miel. Le lait nouveau d'une nourrice jeune et d'une bonne santé est aussi un excellent remède.

Quand aux éruptions passagères, il n'est besoin d'aucun traitement, elles sont les avant-coureurs de la dent et disparaissent à son apparition.

DE LA SECONDE DENTITION.

Les accidents de la seconde dentition ne sont pas aussi graves que ceux de la première, mais, malgré cela, elle nécessite des soins diligents. Les quatre grosses molaires sont les premières dents de la seconde dentition, aussi leur éruption occasionne-t-elle quelquefois des hémorrhagies nasales, des maladies des yeux ou du cuir chevelu ou quelques dartres farineuses qui disparaissent très-vivement. Mais où l'on doit être le plus attentif, c'est au moment où les dents de devant, les incisives et les canines ont effectué leur sortie, il faut les surveiller avec la plus scrupuleuse attention, et lorsqu'une de celles-ci suit un mauvais plan, il ne faut pas négliger d'avoir recours à un dentiste.

Une des causes principales de la mauvaise direction des dents de la seconde dentition est souvent l'abus de l'extraction des dents de lait. Cette opération doit être faite avec prudence et à temps opportun, c'est-à-dire au moment où la nouvelle dent, poussant l'ancienne, cherche à faire son apparition. Agir autrement, c'est donner trop d'espace à la dent qui pousse, et, n'ayant rien pour diriger sa marche, elle prend la place des autres; de là, l'arc de la bouche devient trop petit pour recevoir toutes les dents sur la même ligne, et il arrive, ce que l'on voit trop souvent, des dents faire irruption sur les autres en relevant la lèvre d'un façon très-sensible et peu avantageuse pour l'harmonie du visage. Lorsque cet accident arrive, il faut faire enlever la première petite molaire, et le vide causé par l'extraction est bien vite rempli par la canine. La similitude de ces deux dents permet d'en extraire une sans nuire à la régularité de la bouche.

Evitez que l'on emploie le cordonnet pour le redressement, il a le défaut d'être gênant, l'enfant y porte continuellement les doigts et en dérange le mécanisme. Après un certain temps, il corrompt l'haleine et a le défaut de couper les dents. Aujourd'hui l'art du dentiste a fait assez de progrès pour abandonner cette ancienne méthode, car il arrivait souvent qu'une dent étant placée dans un mauvais plan, ayant sa racine plus forte que celle qui servait de point d'appui l'entraînait nécessairement vers sa mauvaise pente. Il est vrai que les traités de dentition prescrivent les grosses molaires comme point d'attache, mais il n'est pas toujours aisé d'agir ainsi.

J'insiste beaucoup sur le redressement des dents, car l'on ne possède pas une belle dentition sans une symétrie parfaite dans le rang qu'elles doivent tenir.

Examinons maintenant, chères lectrices, un autre accident grave. La carie étant trop compliquée, je ne chercherai pas à vous la décrire dans tous ses détails, je me bornerai seulement à vous prévenir contre ses attaques (mieux vaut prévenir que guérir).

D'abord, indépendamment des soins que je vais vous indiquer, il est certaines précautions à prendre pour éviter ces accidents :

Ne pas faire, autant que possible, usage des lotions froides pour se laver la tête;

Répudier certaines préparations ayant pour but de faire disparaître les taches du visage;

Ne jamais se servir de ses dents pour casser des noix, briser des fils, funeste habitude fort répandue chez quelques-unes de vous, Mesdames; en agissant ainsi, vous enlevez les parties émaillées et donnez un libre cours à la carie;

Eviter de boire une boisson froide immédiatement après un aliment chaud, *et vice versâ;* à ces différents contacts, l'émail se fend et s'altère;

Ne pas oublier tous les matins de passer sur les dents et les gencives une brosse demi-dure imprégnée d'un dentifrice reconnu hygiénique. De cette façon, vous enlevez le limon que la nuit a déposé. Quand vous sortez de table, ne vous servez jamais d'une épingle, ni même d'un cure-dent fait en argent, quoique cet usage soit répandu, il n'en est pas moins vrai qu'il est contraire à la conservation des dents. Je vous conseillerai plutôt les cure-dents taillés dans les plumes. Mais si, indépendamment de tous ces soins, la carie trompe votre vigilance, il ne faut pas hésiter à faire séparer les dents, si ce sont surtout les incisives et les canines; en isolant ainsi le mal, vous l'empêchez de se propager. Si au contraire ce sont les molaires qui sont atteintes de cette maladie, faites-les cautériser. Un bon dentiste doit, autant que possible, éviter l'extraction des dents, à moins que celles-ci soient malades de la racine, cas où elles sont rarement guérissables. Une fois l'insensibilité obtenue par la cautérisation, il faut les faire plomber ou aurifier. Cette dernière méthode, lorsqu'elle peut s'appliquer, est préférable à toute autre pour la conservation des dents.

Un dernier mot : Lorsqu'une dent dénudée par la carie est atteinte d'un kiste et provoque par la suite, des abcès, le seul remède sûr est l'extraction.

Il faut rejeter au loin l'usage du cataplasme, qui n'a d'autre but que de faire aboutir l'inflammation en dehors de la joue et qui laisse pour toujours une trace souvent horrible de son application. J'ai cherché à vous décrire le plus brièvement possible les accidents principaux de la seconde dentition. Voici maintenant quelques renseignements concernant la prothèse dentaire.

DE LA PROTHÈSE DENTAIRE.

La prothèse dentaire est une application de la mécanique à la chirurgie, ayant pour but de remplacer les vides de la bouche, occasionnés par la carie ou par toute autre cause.

La prothèse dentaire est arrivée aujourd'hui a un état de perfection tel que, lorsque le travail est bien compris et bien exécuté, l'œil le plus exercé a bien de la peine à reconnaître les dents remplacées.

Ce n'est que depuis 1728 que cet art s'est perfectionné. Pierre Fauchard peut en être considéré comme le véritable fondateur. Voici, du reste, comment il s'exprime en parlant de l'utilité des dents :

« La naissance et la formation des dents sont l'ouvrage de la seule nature, mais leur conservation dépend ordinairement du secours de l'art.

« A quelles contraintes ne sont pas réduites les personnes du beau sexe lorsqu'elles ont perdu quelques-unes de leurs dents? elles ne sauraient ouvrir la bouche, dire une parole sans montrer des défauts qui leur reprochent la négligence qu'elles ont eue à remédier aux affections contre nature qui sont arrivées à ces parties. » (FAUCHARD.)

Ce que dit là Fauchard est malheureusement trop vrai. Que de belles bouches perdues, souvent faute de soins! Depuis Fauchard, la prothèse dentaire a marché à grand pas vers son perfectionnement, et je ne doute pas qu'elle ne tarde à arriver à son apogée.

Les matériaux que l'on emploie aujourd'hui pour la confection des pièces sont l'or, le platine et le caoutchouc. Je ne parlerai pas du maillechort ni des autres métaux qui s'oxident au contact de la salive et peuvent occasionner des désordres fort graves dans les fonctions digestives, et je dirai même plus, causer des empoisonnements.

Ces métaux sont généralement employés par des dentistes qui, pour établir une concurrence, prennent de bas prix, et ces dentistes, pour l'honneur de la profession, devraient bien se dispenser d'en porter le nom. On se fie trop aux apparences aujourd'hui; si le talent est rare chez ceux-là, les titres, en revanche, ne le sont guère.

Beaucoup de personnes hésitent a avoir recours à la prothèse dentaire, se figurant qu'il est urgent d'extraire les racines restant, pour poser une pièce. Ceci est une erreur. Toutes racines saines doivent être conservées; seulement on les lime jusqu'au niveau de la gencive. Telle est la seule opération que l'on soit obligé de faire. Au contraire, elles forment un excellent soutien pour les dents factices ; celles-ci, par ce support, ne varient jamais et restent toujours au niveau des véritables dents.

Ce serait encore une erreur de croire que les crochets ont le défaut de ronger les dents. Quand cet accident arrive, il ne vient que de la mauvaise exécution du travail.

Un crochet fait selon la nature de la dent, étant assujetti à une plaque s'adaptant parfaitement sur toutes les parties sinueuses de la gencive, met les personnes qui en font usage à l'abri d'un pareil danger.

Je recommande spécialement aux personnes dont les gencives sont malades et qui ont besoin d'avoir recours aux pièces artificielles, les pièces faites en caoutchouc. Cette composition a l'avantage de sécher moins la bouche que l'or et le platine, en entretenant toujours une égale salivation.

Ce serait aussi un grand tort de s'imaginer qu'il soit besoin d'appareils plus ou moins perfectionnés pour poser une pièce artificielle : même en supposant qu'il en existât, pourraient-ils remplacer l'obéissance des mains au coup d'œil du praticien? Non, il est évident que cela est impossible, et en réfléchissant bien, on découvre facilement que ces appareils ne sont, en réalité, que des trompe l'œil faits pour attirer une clientèle parfois trop crédule. Je bornerai donc ici ma petite causerie sur la prothèse, et maintenant, chères lectrices, si vous y

avez trouvé quelque chose de bon à retenir, prati-
quez-le sans crainte, vous reconnaîtrez plus tard
que l'on a bien raison d'exercer la plus grande
surveillance sur le travail de la dentition.

Pardonnez-moi si j'ai abusé de vos moments. Le
désir de vous être utile sera toute mon excuse.

Imprimerie Paul LEPRÉTRE et C, Grande-Rue, 133.

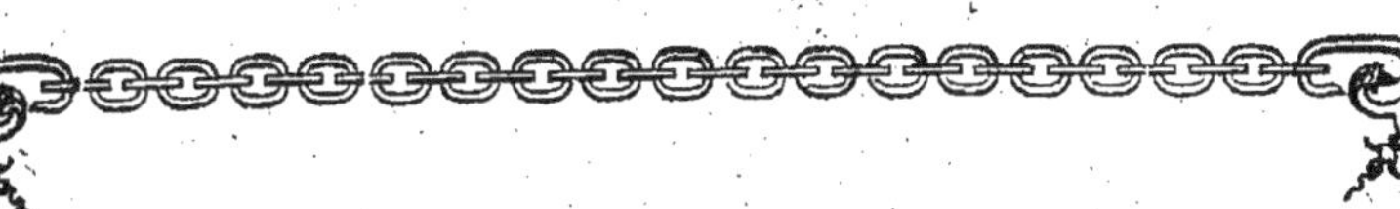

AUX GENS DU MONDE

UNE

CONSULTATION

MÉDICO-HYGIÉNIQUE

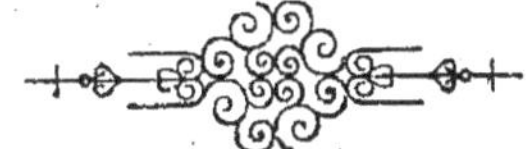

TYPOGRAPHIE OBERTHUR & FILS, A RENNES.

Maison à Paris, rue des Blancs-Manteaux, 35.

—

1869